41 Rezepte um Alzheimer vorzubeugen:

Reduziere das Alzheimerrisiko auf natürliche Wege!

Von

Joe Correa CSN

COPYRIGHT

Diese Veröffentlichung ist dafür, genaue und verbindliche Informationen hinsichtlich des behandelten Themas zur Verfügung zu stellen. Es wird unter der Voraussetzung verkauft, dass weder der Autor noch der Verleger medizinische Beratung leisten. Wenn medizinischer Rat oder Hilfe benötigt wird, bitte einen Arzt konsultieren. Dieses Buch ist nur eine Hilfe und sollte nicht Ihrer Gesundheit schaden. Konsultieren Sie bitte einen Arzt bevor Sie mit diesem Ernährungsplan beginnen, um sicherzustellen, dass es für Sie passt.

DANKSAGUNG

Dieses Buch ist meinen Freunden und meiner Familie gewidmet, die leichte oder ernste Krankheiten hatten, so dass Sie eine Lösung finden und die notwendigen Veränderungen in Ihrem Leben machen.

41 Rezepte um Alzheimer vorzubeugen:

Reduziere das Alzheimerrisiko auf natürliche Wege!

Von

Joe Correa CSN

INHALT

ÜBER DEN AUTOR

Nach jahrelanger Forschung glaube ich ehrlich an die positive Wirkung die richtige Ernährung auf den Körper und den Geist haben kann. Meine Kenntnis und Erfahrung haben mir geholfen, im Laufe der Jahre gesünder zu leben, was ich mit meiner Familie und Freunden geteilt habe. Je mehr Sie über gesünderes Essen und Trinken wissen, desto eher werden Sie Ihr Leben und die Essgewohnheiten ändern wollen.

Ernährung ist ein Schlüsselfaktor im Pozess für Gesundheit und ein längeres Leben - also starte noch heute. Der erste Schritt ist der wichtigste und der bedeutungsvollste.

EINFÜHRUNG

41 Rezepte um Alzheimer vorzubeugen: Reduziere das Alzheimerrisiko auf natürliche Wege!

Von Joe Correa CSN

Alzheimer ist eine verheerende Hirnerkrankung. Alzheimer beginnt mit einfacher Vergesslichkeit. Neben Ruhelosigkeit und drastischen Stimmungsschwankungen kann die Krankheit im Laufe der Zeit die Sprache und das Verständnis zerstören. Während dies für geliebte Menschen schwierig ist, sind diese Symptome noch schwieriger für den Patienten. Mit der richtigen Ernährung kann der Ausbruch von Alzheimer verzögert werden und senkt das Risiko von Alzheimer.

Die Ernährung zu ändern ist einfach. Ein steigender Verbrauch an Omega 3, Vitaminen A, B, C, E und K und Essen reich an Folat, Phosphor, Magnesium und Selen. Diese Nahrungsmittel beinhalten Nüsse, Kerne, Blattgemüse und Fisch. Viele Gewürze wie Curry und Kurkuma enthalen einige dieser wichtigen Vitamine und lassen die Gerichte geschmacklich explodieren. Verwenden Sie diese Rezepte um das Risiko von Alzheimer zu reduzieren und als Anleitung für eine gesündere Ernährung und Lebensführung.

41 REZEPTE UM ALZHEIMER VORZUBEUGEN: REDUZIERE DAS ALZHEIMERRISIKO AUF NATÜRLICHE WEGE!

1.   Asiatisch gefüllte Zucchini

Voll mit Magnesium und weiteres essentiellen Vitaminen und Mineralien helfen diese gefüllten Zucchini beim Gedächtniserhalt. Der Körper braucht Magnesium auf über 300 verschiedenen Arten, 50 davon sind im Gehirn. Gerichte, wie diese asiatisch gefüllte Zucchini, erlaubt neurale Plastizität, verhindert Schäden und verbessert das Gedächtnis.

Zutaten:

- 2 mittelgroße Zucchini
- 450 g fettarmes Rinderhack
- 2 EL Sesamöl
- 140 g Pak Choi (chinesischer Blätterkohl), gehackt
- 1 TL Ingwerpulver
- 1 Knoblauchzehe, gehackt
- 1/2 TL schwarzer Pfeffer

- 1/8 TL koscheres oder Meersalz
- 2 EL Hoisin
- 4 Frühlingszwiebeln, gewürfelt
- 1 EL frische Koriander, gehackt

Zubereitung:

Den Ofen auf 375°F (190°C) vorheizen.

Den Stengel der Zucchini entfernen und vertikal halbieren. Die Kerne entfernen, ein Boot daraus machen. Kerne entsorgen und die Zucchinischiffchen zur Seite stellen.

Rinderhack bei mittlerer Hitze anbraten, während des anbratens zerteilen. Anbraten, bis das Fleisch die rosa Farbe verliert und komplett durch ist. Fett abtropfen.

Sesamöl in einer separaten Pfanne erwärmen. Pak Choi, Ingwer, Knoblauch, Pfeffer, Salz, Hoisin-Soße und die Hälfte der Frühlingszwiebeln bei mittlerer Hitze zugeben. Kochen bis der Pak Choi anfängt zu welken. Fleisch zur Mischung zugeben und vermengen.

Die Mischung gleichmäßig in der Zucchini verteilen. Auf einem mit Backpapier ausgelegten Backblech für 10 Minuten backen oder bis es heiß ist.

Aus dem Ofen nehmen und mit den restlichen Frühlingszwiebeln und frischem Koriander garnieren.

Nährwertangaben pro Portion:

Gesamte Kalorien: 320

Vitamine: Vitamin A 111µg, B-6 0,5 mg, B-12 0,3µg, Vitamin C 31mg, Vitamin K 56µg,

Mineralien: Kalzium 121mg, Eisen 2mg, Kalium 773mg, Magnesium 80mg, Niacin 4mg, Phosphor 243mg, Riboflavin 0,3mg, Selen 21µg, Thiamin 0,5mg, Zink 3mg

Zucker 1,7 g

2.   One-Pot-Tacopfanne

Schwarze Bohnen und brauner Reis ergeben ein komplettes Protein. Ein komplettes Protein enthält alle 9 Aminosäuren, die den Gehirnschwund vermeiden. Dieses einfache Rezept macht Sie satt und gewährleistet eine Vielzahl an Nährstoffen und hält Ihr Gehirn gesund und stark!

Zutaten:

- 225 g extra fettarmes Rinderhack
- 85 g schwarze Bohnen, gekocht
- 225 g Salsa, bevorzugt selbstgemacht
- 500 g brauner Langkornreis, gekocht
- 25 g Cheddar, gerieben
- 1 EL frischer Koriander, gehackt

Zubereitung:

In einer großen Bratpfanne mit Antihaft-Beschichtung das Rinderhack anbraten bis es durch ist, dabei das Fleisch zerteilen. Fett abtropfen. Bohnen und Salsa zugeben und köcheln lassen, bis die Bohnen heiß sind. Gekochten Reis zugeben. Köcheln lassen bis die Mischung leicht angedickt ist, da die Flüssigkeit der Salsa verkocht.

Vom Herd nehmen und Cheddar zugeben. Bei Bedarf mit gehacktem Koriander garnieren.

Nährwertangaben pro Portion:

Gesamte Kalorien: 263

Vitamine: Vitamin A 25µg, B-6 0,4 mg, B-12 1,4µg,

Mineralien: Kupfer 218mg, Eisen 2mg, Magnesium 71mg, Niacin 5mg, Phosphor 245mg, Selen 20µg, Zink 4mg

Zucker 2 g

3.   Vegetarische Lasagnerollen

Eine Vielzahl von Gemüse macht diese Lasagnevorspeise voller Vitamine und Mineralien, um Ihr Gehirn wachsam und aktiv zu halten. Jede Rolle ist eine perfekte Portionsgröße für ein einzelnes Essen oder als Zusatz zu einem Familienessen.

Zutaten:

- 1 (710 ml) Marinarasauce, bevorzugt selbstgemacht
- 1 EL Olivenöl
- 1 mittelgroße gelbe Zwiebel, geschnitten
- 265 g Brokkoli, gehackt
- 75 g Champignons, gehackt
- Koscheres oder Meersalz, für den Geschmack
- 2 Knoblauchzehen, gehackt
- 100 g Kohl, gehackt
- 370 g Ricotta
- 170 g Mozzarella, gerieben
- 1 Eiweiß
- 1 TL frischer Oregano, gehackt
- 1 TL frischer Basilikum, gehackt
- 1/2 TL schwarzer Pfeffer
- 12 Vollkorn-Lasagnenudeln, gekocht

- 25 g Parmesan, gerieben

Zubereitung:

Den Ofen auf 425°F (220°C) vorheizen. Eine 33x23x5 cm große Auflaufform mit einem Kochspray einsprühen und 280 ml Marinarasauce in die Auflaufform geben.

Öl in eine große Bratpfanne geben und bei mittlerer Temperatur erwärmen. Zwiebeln dünsten bis sie weich sind und anfangen braun zu werden. Brokkoli, Champignons und eine Prise Salz zugeben. Champignons verlieren Wasser; solange kochen, bis das Wasser verdunstet ist, ca. 2-3 Minuten. Knoblauch und Kohl zugeben und dünsten bis der Kohl welk ist, ungefähr 3 Minuten. Vom Herd nehmen und abkühlen lassen.

Ricotta, 225 g Mozzarella, Hüttenkäse, Eiweiß, Oregano, Basilikum und Pfeffer in eine große Rührschüssel geben.

Auf der Arbeitsfläche Backpapier auslegen und die Lasagnenudeln flach ausbreiten, 25 g Käsemischung gleichmäßig über die Nudeln geben. Auf den Käse 50 g gekochtes Gemüse verteilen. Die Nudeln von einem Ende her aufrollen. Die Lasagnerolle mit der Öffnung nach unten in die Auflaufform legen, ohne dass sie sich berühren. 225 ml Marinarasauce gleichmäßig über die

Rollen geben und mit dem restlichen Mozzarella und Parmesan bestreuen.

Mit Alufolie abdecken und für 20 Minuten backen oder bis der Käse heiß ist und Blasen wirft. Wenn gewünscht, die Rollen mit einer separaten, heißen Marinarasauce servieren.

Nährwertangaben pro Portion:

Gesamte Kalorien: 532

Vitamine: Vitamin A 413µg, B-6 0,6 mg, B-12 1,4µg, Vitamin C 76mg, Vitamin K 300µg

Mineralien: Kupfer 850 µg, Eisen 4mg, Magnesium 97mg, Niacin 9mg, Phosphor 599mg, Selen 46µg, Zink 4mg

Zucker 12 g

4.   Hühnchen und Brokkoli aus der Pfanne

Voll mit Vitamin C und K unterstützt dieses einfache Abendessen aus der Pfanne die Energie zu erhöhen und das Risiko eines Schlaganfalls zu reduzieren und verbessern das Gedächtnis! Brokkoli macht dieses Hauptgericht reich an Antioxidantien, das jeder genießen kann.

Zutaten:

- 700 g Brokkoli
- 4 EL Wasser
- 2 Hühnerbrüste, ohne Knochen und ohne Haut
- 1 Knoblauchzehe, zerdrückt und gehackt
- 1/2 TL Thymian, getrocknet
- ¼ TL Rosmarin, gemahlen
- 1/2 TL Salbei, gemahlen
- koscheres Salz
- schwarzer Pfeffer, gemahlen

Zubereitung:

Den Ofen auf 375°F (190°C) vorheizen.

Backblech etwas mit Kochspray einsprühen. Brokkoli gleichmäßig auf des Backblech verteilen und mit Wasser geträufeln.

Auf den Brokkoli die Hühnerbrust geben. Die restlichen Zutaten auf das Hühnchen streuen.

Für 15 - 20 Minuten backen bis das Hühnchen eine Innentemperatur von 75 °C hat und nicht pink bleibt.

Nährwertangaben pro Portion:

Gesamte Kalorien: 178

Vitamine: B-6 1mg, Vitamin C 96mg, Vitamin K 118µg

Mineralien: Kalium 664mg, Niacin 9mg, Phosphor 271mg, Selen 31µg

Zucker 0 g

5.   Portabella-Champignons gefüllt mit Caprese

Diese gefüllten Portabella-Champignons sind reich an Vitamin E und der ultimative Gehirnschutz. Das potenteste aller Aminosäuren, Vitamin E erlaubt dem Körper und dem Gehirn wieder in die Normalität zurückzukehren und schützt den Körper und das Gehirn vor Stress während es Energie bereitstellt.

Zutaten:

- 3 EL natives Olivenöl extra, geteilt
- 1 Knoblauchzehe, gehackt
- 2 große Portabella-Champignons, Stiele und Innenseiten entfernt
- koscheres Salz
- 115 g Spinat
- 200 g Tomaten, gewürfelt
- 55 g frischer halbmagerer Mozzarella
- 2 TL Balsamico-Essig
- 1 EL frischer Basilikum, gehackt

Zubereitung:

Den Ofen auf 350°F (175°C) vorheizen.

2 EL Olivenöl und Knoblauch vermengen. Die Portabella-Champignons innen und außen einstreichen und mit Salz bestreuen.

Das restliche Olivenöl bei mittlerer Hitze in einer Sautépfanne erwärmen. Spinat andünsten bis er welk ist. Die Hälfte des Spinats in jeden Champignon geben. Mit gewürfelter Tomate gefolgt von Mozzarella bedecken.

Gefüllte Champignons auf ein mit Kochspray besprühtes Backblech geben. Für 15-20 Minuten backen, bis der Käse geschmolzen ist und anfängt Blasen zu werfen. Champignons sollten weich sein. Balsamico-Essig drüberträufeln und mit gehacktem Basilikum bestreuen.

Nährwertangaben pro Portion:

Gesamte Kalorien: 310

Vitamine: Vitamin D 9µg, Vitamin E 4mg, Vitamin K 62µg

Mineralien: Phosphor 223mg, Selen 21µg, Niacin 5mg

Zucker 6 g

6.   Puten-Burger mit Avocado-Soße

Avocados enthalten die richtige Kombination an gesunden Fetten und Vitaminen um die kognitive Gehirnfunktion anzuregen und zu verbessern; einschließlich Gedächtnis und Konzentration. Avocados unterstützen den gesunden Blutfluss, helfen auch das Cholesterin zu verbessern und können einen Schlaganfall verhindern. Diesen saftigen Putenburger mit einer frischen Avocadosoße zu krönen, ist nicht nur cremig und lecker, sondern auch ein gesundes Brain Food!

Zutaten:

- 170 g Putenhack
- Prise Cayennepfeffer (gerne auch mehr, wenn schärfer gewünscht)
- ¼ TL Paprikapulver
- koscheres Salz
- ½ Avocado
- 2 EL Zwiebeln, gehackt
- 1 EL Jalapeno, gehackt
- 2 TL frischer Limettensaft
- 1 EL frischer Koriander, gehackt
- 1 Vollkorn-Hamburgerbrötchen

- 1 Scheibe Monterey Jack-Käse
- 5 g frischer Rucola

Zubereitung:

Grill bei mittlerer Temperatur anheizen.

Pute, Cayennepfeffer, Paprika und Salz in einer kleinen Schüssel vorsichtig vermengen. In Bratlinge formen, die nicht dicker als 2 cm sind. Den Daumen in die Mitte der Bratlinge drücken, damit der Burger sich in der Mitte nicht wölbt. Jede Seite des Burgers mit etwas Kochspray einsprühen. Auf den Grill legen und jede Seite ca. 6 Minuten grillen oder bis es in der Mitte nicht mehr rosa ist.

Für die Avocadosoße die Avocado leicht zerdrücken. Die Avocado sollte sämig aber leicht stückig sein. Zwiebeln, Jalapeno, Limettensaft und Koriander zugeben. Rühren bis es vermengt ist.

Für den Burger den Bratling auf das Hamburgerbrötchen legen. Käse, Avocadosoße und Rucola draufgeben. Servieren.

Nährwertangaben pro Portion:

Gesamte Kalorien: 304

Vitamine: Vitamin B6 0,4 mg, Vitamin B12 1µg

Mineralien: Phosphor 280mg, Selen 32µg, Niacin 6mg, Zink 3mg, Riboflavin 0,3mg

Zucker 3 g

7. Grüne Bohnen mit Shiitakepilzen in Zitrone-Knoblauch-Soße

Grüne Bohnen enthalten einen hohen Anteil an Ballaststoffen, was nützlich ist um die Darmgesundheit zu verbessern, Herzkrankheiten und diverse Krebsarten zu verhindern. Die Regulierung des Blutzuckers und das Senken des Cholesterinspiegels im Körper wird Ihrem Gehirn immens helfen.

Zutaten:

- 450 g grüne Bohnen, in 2,5 cm große Stücke geschnitten
- 2 EL Knoblauch
- 50 g Schalotten, dünn geschnitten
- 40 g Shiitakepilze, dünn geschnitten
- 50 ml Olivenöl
- 2 EL Zitronensaft
- 1/8 TL Salz
- 1/8 TL Pfeffer

Zubereitung:

Olivenöl bei mittlerer Hitze erwärmen und Knoblauch, Schalotten, Shiitakepilze und grüne Bohnen zugeben. Für 3 Minuten unter Rühren anbraten oder bis der Knoblauch und die Schalotten braun und zart sind. Zitronensaft zugeben und mit Salz und Pfeffer würzen. Vom Herd nehmen, auf einen Teller geben und genießen!

Portionsgröße 292 g

Nährwertangaben pro Portion:

Gesamte Kalorien: 332

Vitamin A 32%, Vitamin C 66%, Kalzium 9%, Eisen 14%

Zucker 4,0 g

8.   Garnelen in eine Päckchen

Während die Gewürze diesem einzigartigen Garnelen-Päckchen einen großartigen Geschmack verleihen, geben Garnelen und Spinat die essentiellen Omega 3 und Vitamine. Dieses Omega 3 und Vitamine bieten einen erhöhten Blutfluss, liefern dem Gehirn Sauerstoff; fördern das Gedächtnis und die Konzentration. Das in den Garnelen gefundene Astaxanthin reduziert das Risiko von entzündlichen Hirnerkrankungen.

Zutaten:

- ½ TL Knoblauchpulver
- ½ TL geräuchertes Paprikapulver
- ¼ TL Cayennepfeffer
- ½ TL Oregano, getrocknet
- ¼ TL Thymian, gemahlen
- ¼ TL koscheres Salz
- 900 g rohe, große Wildfang-Garnelen, geschält und entdarmt
- 450 g junger Blattspinat
- 1 mittelgroße gelbe Zwiebel, in Viertel geschnitten
- 2 große Tomate, in Viertel geschnitten
- 450 g rote Babykartoffeln, halbiert

- 2 EL Olivenöl
- 120 ml Wasser
- 2 EL frische Petersilie, gehackt

Zubereitung:

Den Ofen auf 425°F (220°C) vorheizen.

Knoblauch, Paprika, Cayennepfeffer, Oregano, Thymian und Salz vermengen. Gut verrühren und zur Seite stellen.

Putenwurst in Stücke schneiden, jedes ca. 2,5 cm lang.

4 Blätter Folie abschneiden, ca. 30 cm lang. Wurst, Garnelen, Spinat, Zwiebeln, Tomaten und Kartoffeln in 4 gleiche Portionen teilen und in einer einzigen Lage in die Mitter einer jeden Folie geben.

Alle 4 Seiten jedes Folienpäckchens hochfalten.

Olivenöl und Würzmischung gleichmäßig drüber geben und etwas schütteln, damit es sich vermengt. Das Wasser auf die 4 Päckchen verteilen, etwa 2 EL pro Päckchen. Die Seiten der Folie über die Garnelen geben, so dass sie komplett bedeckt sind und die Päckchen komplett verschließen.

Die Folienpäckchen auf das Backblech legen und für ca. 12-15 Minuten backen. Bevor die Päckchen geöffnet werden, Schlitze in die Päckchen stechen, damit der

Dampf entweichen kann. Vorsichtig öffnen, mit Petersilie bestreuen und servieren.

OPTION: Anstatt backen, Grill anheizen und die geschlossenen Päckchen direkt auflegen. Für ca. 15 Minuten bei niedriger Hitze grillen.

Nährwertangaben pro Portion:

Gesamte Kalorien: 229

Vitamine: Vitamin A 178µg, Vitamin B6 0,4mg, Vitamin B12 1,5µg, Vitamin C 26mg, Vitamin K 113µg

Mineralien: Phosphor 365mg, Selen 54µg, Magnesium 32mg

Zucker 4 g

9.   Gegrilltes Hühnchen-Heidelbeeren-Salat

Von allen Beeren sind Heidelbeeren die vorteilhaftesten. Wenn sie mit Himbeeren und Erdbeeren kombiniert werden, so wie in frischen Sommersalaten, können die kombinierten Nährstoffe den Prozess der altersbedingten Gehirn-Degeneration verlangsamen, während die Fähigkeiten Lernen, Gedächtnis und Motorik verbessert werden.

Zutaten:

- 60 ml Apfelessig
- 2 EL Honig
- 50 g Heidelbeeren
- 50 ml Olivenöl
- 30 g Himbeeren
- 50 g Erdbeeren, halbiert
- 65 g Pekannüsse, gehackt
- 75 g Römersalat, gehackt
- 120 g junger Spinat
- 20 g Rucola
- 280 g Hühnerbrust, gekocht und gewürfelt

Zubereitung:

Essig, Honig und 25 g Heidelbeeren in einen Mixer geben. Mixen bis es sämig ist, langsam Olivenöl zugeben bis die Konsistenz von Salatdressen erreicht ist - zur Seite stellen.

Die restlichen Zutaten in einer großen Schüssel vermengen. Mit ein paar EL Heidelbeer-Dressing beträufeln, rühren um zu bedecken.

In Servierschüsseln geben, bei Bedarf mit dem restlichen Dressing überträufeln.

Nährwertangaben pro Portion:

Gesamte Kalorien: 518

Vitamine: Vitamin A 137µg, Vitamin B6 1,3mg, Vitamin C 26mg, Vitamin K 125µg

Mineralien: Niacin 14mg, Phosphor 420mg, Selen 46µg, Zink 3mg

Zucker: 24 g

10. Geschwärzter Lachs mit Ingwer Pak Choi

Dieser Lachs explodiert nicht nur an Würze, sondern auch an Omega 3 und Phosphor. Phosphor erlaubt den gesunden Hirnzellen zu gedeihen und stark zu bleiben, während die kognitive Funktion verbessert wird.

Zutaten:

- 1 EL getrockneter Thymian
- 1 TL Knoblauchpulver
- 1 TL Zwiebelpulver
- 1 EL getrockneter Oregano
- 1 EL Paprikapulver
- 1 TL roter Pfeffer
- Koscheres oder Meersalz, für den Geschmack
- 1 (170 g) Lachsfilet
- 2 EL Olivenöl
- 2 Frühlingszwiebeln, gehackt
- 1 EL Ingwerwurzel, geraspelt
- 2 Knoblauchzehen, gehackt
- 140 g Pak Choi (chinesischer Blätterkohl), gehackt
- 1 EL Wasser
- Saft ½ Limetten

Zubereitung:

Alle Gewürze in eine kleine Schüssel geben. Jede Seite des Lachs mit dem Gewürzmix bedecken. Für 5-10 Minuten ruhen lassen.

In der Zwischenzeit, 1 EL Olivenöl in einer großen Bratpfanne bei mittlerer Temperatur erwärmen. Einmal heiß, den Lachs mit der Haut nach oben reingeben. Braten bis der Fisch anfängt braun zu werden und knusprig wird. Den Lachs vorsichtig wenden und auf der 2. Seite ebenfalls anbraten bis es knusprig ist. Aus der Pfanne nehmen und ruhen lassen.

Das restliche Öl in einer separaten mittelgroßen Bratpfanne erhitzen. Frühlingszwiebeln, Ingwer und Knoblauch zugeben. Anbraten, dabei immer wieder rühren, bis der Mix anfängt braun zu werden. Pak Choi und Wasser zugeben, weiterkochen bis der Pak Choi welk wird und das Wasser verdunstet ist.

Lachs auf dem Pak Choi servieren und mit Limettensaft beträufeln.

Nährwertangaben pro Portion:

Gesamte Kalorien: 559

Vitamine: Vitamin B6 0,8mg, Vitamin B 12µg, Vitamin D 27µg, Vitamin K 57µg

Mineralien: Phosphor 832mg, Selen 155µg, Niacin 25mg

Zucker: 1 g

11. Asiatischer Erdnuss-Hühnchensalat

Blattgemüse ist voll mit Vitamin C und machen dieses asiatisch-inspirierte Salatgericht extra förderlich. Die höchste Konzentration an Vitamin C wird im Gehirn und seinem Gewebe gefunden, wo die Energie für das Gehirn ist am häufigsten verwendet wird. Dieser Salat wird die Neurochemikalien in Ihrem Gehirn regulieren!

Zutaten:

- Saft 1 Limette
- 2 EL Hoisin-Soße
- 1 TL Honig
- 1 TL Ingwerpulver
- 1 Knoblauchzehe, geraspelt
- 65 g Erdnussbutter
- 2 EL Reisweinessig
- 1 TL geröstetes Sesamöl
- 30 g Erdnüsse, gehackt
- 280 g Hühnerbrust, gekocht und gewürfelt
- 70 g Pak Choi (chinesischer Blätterkohl), gehackt
- 140 g Kohl, gehackt
- 100 g Chinakohl, gehackt
- ½ rote Paprika, dünn geschnitten

- ½ kleine rote Zwiebel, dünn geschnitten
- 2 EL frischer Koriander, gehackt

Zubereitung:

Limettensaft, Hoisin-Soße, Honig, Ingwer, Knoblauch, Erdnussbutter, Essig und Öl in einen Mixer geben, bis es die Konsistenz eines Salatdressings hat.

Restliche Zutaten vermengen. Ein paar EL Erdnuss-Dressing zugeben und etwas vermengen, damit alles bedeckt ist. In Servierschüsseln geben und mit frischem Koriander garnieren.

Nährwertangaben pro Portion:

Gesamte Kalorien: 441

Vitamine: Vitamin A 216µg, Vitamin B6 1,2mg, Vitamin C 82mg, Vitamin K 183µg

Mineralien: Niacin 14mg, Magnesium 115mg, Phosphor 397mg, Selen 32µg

Zucker: 9 g

12.   Süßkartoffel- und schwarze Bohnen-Burrito

Beta-Carotinreiche Süßkartoffeln kombiniert mit dem perfekten Protein der schwarzen Bohnen und dem braunen Reis machen diesen Burrito ein Powerhaus an Gerhirnnährstoffen. Nicht nur die Süßkartoffeln steigern das Gedächtnis sondern auch das Immunsystem. Die Süßkartoffel wird verwendet um die kognitive Entwicklung in einigen der ältesten Kulturen der Welt zu erhalten.

Zutaten:

- 1 Süßkartoffel, geschält and gewürfelt
- 1 EL Olivenöl
- 1 EL Chilipulver
- 1 TL Ingwer, gemahlen
- Prise koscheres Salz
- 4 große Weizentortillas
- 45 g Mais
- 85 g schwarze Bohnen, gekocht
- 250 g brauner Langkornreis, gekocht
- 75 g Römersalat, gehackt
- 1 gelbe Paprika, geschnitten
- ½ rote Zwiebel, geschnitten

- 55 g Salsa

Zubereitung:

Den Ofen auf 400°F (200°C) vorheizen.

Süßkartoffeln mit Olivenöl, Chilipulver, Kreuzkümmel und Salz bestreuen. Auf ein Backblech geben und rösten bis die Kartoffeln weich sind und anfangen braun zu werden. Für ca. 15-20 Minuten.

Tortillas auf eine ebene Fläche legen, Kartoffeln und alle anderen Zutaten gleichmäßig auf die Tortillas verteilen. Die Seiten einschlagen und in Form eines Burritos zu rollen. Servieren.

Nährwertangaben pro Portion:

Gesamte Kalorien: 317

Vitamine: Vitamin A 337µg, Vitamin B6 0,3mg, Vitamin C 37mg

Mineralien: Phosphor 207mg, Magnesium 6mg, Thiamin 0,4mg

Zucker: 6 g

13. Avocado Pasta

Frische Kräuter geben nicht nur jedem Gericht Geschmack, sondern sie sind auch voll mit Nährstoffen! Vitamine E und K sind in frischen Kräutern zu finden und gepaart mit dem gesunden Fett der Avocado machen sie dies zu einem runden und füllenden Nudelgericht.

Zutaten:

- 2 EL Olivenöl
- 6 Spargelstangen, in 2,5 cm große Stücke geschnitten
- 2 Knoblauchzehen, gehackt
- ½ gelbe Zwiebel, geschnitten
- 150 g Platterbsen, frisch oder gefroren (aufgetaut)
- 450 g Vollkorn-Penne, gekocht
- 2 EL frischer Basilikum, gehackt
- 2 EL frischer Rosmarin, gehackt
- 2 EL frischer Oregano, gehackt
- 1 reife Avocado, in 1 cm große Stücke schneiden
- 50 g Parmesan, gerieben

Zubereitung:

Öl bei mittlerer Hitze in einer mittelgroßen Pfanne erwärmen. Spargel, Knoblauch und Zwiebeln zugeben. Zwiebeln anbraten bis sie weich sind und Platterbsen zugeben. Penne zugeben und kochen bis die Penne heiß sind. Wenn die Pasta in der Pfanne zu kleben anfangen, 1 EL Wasser zugeben.

Basilikum, Oregano, Avocado und Parmesan zugeben. Wenn der Parmesan anfängt zu schmelzen, in Servierschüsseln geben.

Nährwertangaben pro Portion:

Gesamte Kalorien: 589

Vitamine: Vitamin B6 0,5mg, Vitamin E 3mg, Vitamin K 50µg

Mineralien: Magnesium 132mg, Phosphor 433mg, Selen 85µg, Zink 4mg

Zucker: 6 g

14.   Auberginen-Lasagne

Diese Pastalose Lasagne ist ein Gehirnbooster, voll mit Vitamin K. Vitamin K reguliert das Kalzium im Gehirn und verbessert die allgemeine Gehirngesundheit.

Zutaten:

- 1 (710 ml) Marinarasauce, bevorzugt selbstgemacht
- 1 EL Olivenöl
- 1 mittelgroße gelbe Zwiebel, geschnitten
- 75 g Champignons, gehackt
- Koscheres oder Meersalz, für den Geschmack
- 2 Knoblauchzehen, gehackt
- 675 g Spinat, gehackt
- 250 g Ricotta
- 170 g Mozzarella, gerieben
- 115 g Hüttenkäse (wenn möglich kleine Körner)
- 2 Eiweiß
- 1 TL frischer Oregano, gehackt
- 1 TL frischer Basilikum, gehackt
- 1/2 TL schwarzer Pfeffer
- 2 große Aubergine, der Länge nach in 5 mm dicke Scheiben schneiden
- 25 g Parmesan, gerieben

Zubereitung:

Den Ofen auf 425°F (220°C) vorheizen. Eine 33x23x5 cm große Auflaufform mit einem Kochspray einsprühen und 280 ml Marinarasauce in die Auflaufform geben.

Öl in eine große Bratpfanne geben und bei mittlerer Temperatur erwärmen. Zwiebeln dünsten bis sie weich sind und anfangen braun zu werden. Champignons und eine Prise Salz zugeben. Champignons verlieren Wasser; solange kochen, bis das Wasser verdunstet ist, ca. 2-3 Minuten. Knoblauch und Spinat zugeben und dünsten bis der Spinat welk ist, ungefähr 3 Minuten. Vom Herd nehmen und abkühlen lassen.

Ricotta, 225 g Mozzarella, Hüttenkäse, Eiweiß, Oregano, Basilikum und Pfeffer in eine große Rührschüssel geben.

Die Auberginenscheiben in eine Auflauf legen und 25 g Käsemischung gleichmäßig über die Nudeln geben. Auf den Käse 50 g gekochtes Gemüse verteilen. Den Vorgang wiederholen bis kein Käse oder kein Gemüse mehr übrig ist. Die Auberginen machen den Abschluss. 225 ml Marinarasauce gleichmäßig über die Rollen geben und mit dem restlichen Mozzarella und Parmesan bestreuen.

Mit Alufolie abdecken und für 20 Minuten backen oder bis der Käse heiß ist und Blasen wirft. Wenn gewünscht mit einer separaten, heißen Marinarasauce servieren.

Nährwertangaben pro Portion:

Gesamte Kalorien: 315

Vitamine: Vitamin A 210µg, Vitamin B6 0,5mg, Vitamin B12 0,9µg, Vitamin K 98µg

Mineralien: Kalzium 444mg, Kalium 1050mg, Riboflavin 0,5g, Niacin 6mg

Zucker: 15 g

15. Gelbflossen-Thunfisch-Burger mit Rucola und Estragon-Joghurt-Aioli

Gelbflossen-Thunfisch ist voll mit B-Vitaminen und eine großartige Alternative zu Lachs. Die Nährstoffe in diesem Fisch erlauben eine optimale Sauerstoffzirkulation und liefern dem Gehirn alle Resourcen, die es für eine ultimative Gehirnfunktion benötigt.

Zutaten:

- 225 g Gelbflossen-Thunfisch, gewürfelt
- 2 EL Zwiebeln, gehackt
- 1 Ei
- 3 Knoblauchzehen, gehackt
- 2 EL Pistazien, gemahlen
- ¼ TL Cayennepfeffer
- 2 EL Limettensaft
- 1 EL Sesamöl
- 125 g griechischer Naturjoghurt
- 2 EL frischer Estragon, gehackt
- 40 g Gurke, gerieben
- 10 g Rucola
- 2 Vollkorn-Hamburgerbrötchen

Zubereitung:

Thunfisch, Zwiebel, Ei, 1 Knoblauchzehe, Cayennepfeffer, Pistazien und 1 EL Limettensaft zugeben. Zu Bratlingen formen. Die Bratlinge sind sehr zerbrechlich.

Sesamöl in einer Bratpfanne bei mittlerer Temperatur erwärmen. Wenn es heiß ist, die Thunfischbratlinge in die Pfanne geben und anbraten bis es medium ist und etwas rosa ist (der Fisch kann auch gar gekocht werden).

Während es kocht, den restlichen Limettensaft, restlichen Knoblauch, griechischer Joghurt und Estragon vermischen. Überschüssiges Wasser aus der Gurke drücken und in die Joghurtmischung geben.

Die Joghurtmischung auf die Brötchen streichen und dann den Thunfischburger drauf legen. Mit Rucola garnieren und das obere Brötchen draufgeben. Servieren.

Nährwertangaben pro Portion:

Gesamte Kalorien: 416

Vitamine: Vitamin B6 1,4mg, Vitamin B12 2,8µg

Mineralien: Phosphor 559mg, Niacin 23mg

Zucker: 7 g

16. Lachs in Pekannusskruste mit geröstetem Rosenkohl

Das Trio Pekannuss, Lachs und Rosenkohl machen dieses Gericht reich an Nährstoffen. Dieses Gericht abgerundet mit Vitaminen B, C, D und K und voll mit Omega 3 und Niacin. Niacin verlangsamt den kognitiven Verlust, wodurch das Gedächtnis und die antioxidative Funktion des Gehirns verbessert wird.

Zutaten:

- 450 g Rosenkohl, ohne Stengel, halbiert
- 2 EL Olivenöl, einzeln
- 1 TL Salz
- 1/2 TL schwarzer Pfeffer
- 1 Knoblauchzehe, gehackt
- 2 (170 g) Lachsfilets
- 65 g Pekannüsse, gemahlen
- 1 TL Cayennepfeffer

Zubereitung:

Den Ofen auf 400°F (200°C) vorheizen. Backblech mit Kochspray einsprühen.

Rosenkohl mit der Hälfte des Olivenöls, der Hälfte des Salzes, Pfeffer und Knoblauch vermengen. Auf das Backblech geben und für 15 Minuten backen.

Den Lachs mit dem restlichen Olivenöl einpinseln. Pekannüsse, restliches Salz und Cayennepfeffer vermengen. Die Pekannuss-Masse in den Lachs drücken.

Rosenkohl aus dem Ofen nehmen und wenden. Den Lachs mit Kruste in eine Auflaufform mit dem Rosenkohl geben und für weiter 10 - 15 Minuten zurück in den Ofen stellen, bis der Lachs brüchig und der Rosenkohl knusprig ist.

Nährwertangaben pro Portion:

Gesamte Kalorien: 757

Vitamine: Vitamin B6 0,9mg, Vitamin B12 7,8µg, Vitamin C 82mg, Vitamin D 27µg, Vitamin K 168µg

Mineralien: Phosphor 939mg, Selen 157µg, Niacin 25mg

Zucker: 3 g

17. Süßkartoffel-Chili im Schongarer

Schnelle und einfache Gehirnnahrung für einen stressiger Tag. Süßkartoffeln machen dieses fleischlose Chili würzig und sättigend. Voll mit Vitamin A und C ist es die perfekte Balance von köstlich und nahrhaft.

Zutaten:

- 1 große Süßkartoffel, geschält und gewürfelt
- 1 große Zwiebel, gewürfelt
- 1 Jalapeno, entkernt und gewürfelt
- 1 TL Knoblauchpulver
- 3 EL Chilipulver
- 1 EL Kreuzkümmel, gemahlen
- 1 TL geräuchertes Paprikapulver
- 360 ml Wasser
- 125 g schwarze Bohnen
- 2 (400 g) gewürfelte Dosentomaten

Zubereitung:

Alle Zutaten in einen Schongarer geben. Für 8 Stunden bei niedriger Hitze kochen. Servieren.

Nährwertangaben pro Portion:

Gesamte Kalorien: 228

Vitamine: Vitamin A 497µg, Vitamin B6 0,6mg, Vitamin C 51mg

Mineralien: Phosphor 231mg, Magnesium 96mg, Thiamin 1,5mg

Zucker: 10 g

18. Kokos-Cashew-Hühnchen mit Gemüse im Schongarer

Genießen Sie dieses asiastische Gericht mit wichtigen Vitaminen und Mineralien. Eine große Menge an B6 verlangsamt den Rückgang des Gehirns und reduziert den Gewebeschwund in der grauen Substanz in den Bereichen, die am empfänglichsten für Gedächtnisverlust sind.

Zutaten:

- 3 Hühnerbrüste, ohne Haut und ohne Knochen
- 1 Zwiebel, gewürfelt
- 1 (410 ml) Dose Kokosmilch, ungesüßt
- 240 ml Wasser
- 75 g Cashewnüsse, gemahlen
- 2 EL Tomatenmark
- 2 Knoblauchzehen, gehackt
- 2 TL Hoisin-Soße
- 1 TL Kurkuma
- ½ TL Currypulver
- ½ TL Cayennepfeffer
- 1 Karotte, geschält und gewürfelt
- 3 Stangensellerie, gewürfelt

- 4 rote Kartoffeln, mit Haut, in Viertel geschnitten
- 200 g Kohl, gehackt

Zubereitung:

Alle Zutaten außer den Kohl in einen Schongarer geben. Für 8 Stunden bei niedriger Hitze kochen oder für 4 Stunden bei hoher Temperatur.

Kohl zugeben und dem Kohl etwa 5 Minuten geben zum welk werden. Servieren.

Nährwertangaben pro Portion:

Gesamte Kalorien: 570

Vitamine: Vitamin A 314µg, Vitamin B6 1,0mg, Vitamin C 58mg, Vitamin K 253µg

Mineralien: Magnesium 153mg, Phosphor 465mg, Selen 33µg

Zucker: 10 g

19.   Wildlachs-Salat-Sandwich

Ein leichtes Essen. Dieses Lachs-Salat-Sandwich enthält Selen. Selen agiert als Antioxidant und repariert die Nervenzellen, die die kognitive Abnahme verhindern.

Zutaten:

- 225 g Lachsfilets, gekocht und flockig
- 3 EL griechischer Naturjoghurt
- 2 TL Limettensaft
- 2 TL frischer Estragon, gehackt
- 1 TL Dill, getrocknet
- 4 Tomatenscheiben
- 4 Scheiben rote Zwiebel
- 60 g junger Spinat
- 4 Scheiben Vollkornbrot, geröstet

Zubereitung:

Lachs, Joghurt, Limette, Estragon und Dill vermengen. Gut verrühren, abschmecken und bei Bedarf mehr Gewürz zugeben.

Verteile den Lachsaufstrich auf 2 Scheiben Weizenbrot. Tomate, Zwiebel und Spinat draufgeben. Zweite Scheibe Brote draufgeben und servieren.

Nährwertangaben pro Portion:

Gesamte Kalorien: 345

Vitamine: Vitamin B6 0,5mg, Vitamin B12 3,3µg, Vitamin D 11µg, Vitamin K 55µg

Mineralien: Phosphor 493mg, Selen 78µg, Niacin 13mg

Zucker: 6 g

20. Griechischer Hühnchen-Spinat-Salat mit Joghurt-Dressing

Walnuss in Verbindung mit Spinat bieten einen Salat voller Superfood mit mediterranem Flair. Antioxidantien schützen vor der Degeneration während B-Vitamine den Gehirnzellen Energy und neues Leben geben.

Zutaten:

- 4 Knoblauchzehen, gehackt, einzeln
- 2 TL Oregano, getrocknet
- 2 EL Zitronensaft, einzeln
- 1 EL Olivenöl
- 2 Hühnerbrüste, ohne Haut und ohne Knochen
- 80 g Gurke, gerieben
- 230 g griechischer Joghurt
- 2 TL Dill, getrocknet
- 900 g Spinat
- 30 g Walnüsse
- 25 g Fetakäse

Zubereitung:

2 Knoblauchzehen, Oregano, 1 EL Zitronensaft und Olivenöl vermengen. Über die Hühnerbrust geben. Zur Seite stellen und für 30 Minuten marinieren. Nach dem Marinieren in einer Pfanne bei mittlerer Temperatur anbraten bis die innere Temperatur 165°F (75°C) erreicht und das Fleisch nicht mehr rosa ist. Zur Seite stellen.

Gurke (überschüssiges Wasser ausdrücken), Joghurt, Dill, restlicher Knoblauch und restlicher Zitronensaft in einer kleinen Schüssel vermischen. Gut verrühren.

Spinat gleichmäßig auf 2 Schüssel verteilen. 1 TL Joghurt-Dressing in jede Schüssel geben und gut verrühren, bis alle Blätter bedeckt sind. Walnüsse, Fetakäse und Hühnchen draufgeben – servieren.

Nährwertangaben pro Portion:

Gesamte Kalorien: 452

Vitamine: Vitamin A 319µg, Vitamin B6 1,2mg, Vitamin K 317µg

Mineralien: Phosphor 481mg, Selen 36µg, Riboflavin 0,5mg, Niacin 10mg

Zucker: 7 g

21. Gebratener Wildlachs mit Spinat und sonnengetrockneten Tomaten

Dies ist wahrscheinlich das einfachste Rezept, voll mit Aromen und einer Fülle an Vitaminen und Mineralien. Mit mehr als der täglichen Empfehlung an Vitamin B12, Vitamin D und Niacin wird dieses Repezt Ihre kognitiven geistigen Fähigkeiten ankurbeln!

Zutaten:

- 2 (225 g) Lachsfilets
- Salz und Pfeffer, für den Geschmack
- 1 EL Olivenöl, einzeln
- 1 Knoblauchzehe, gehackt
- 25 g sonnengetrockente Tomaten, gehackt
- 450 g Spinat

Zubereitung:

Lachs auf beiden Seiten vorsichtig mit Salz und Pfeffer würzen. Die Hälfte des Olivenöls in einer Bratpfanne bei mittlerer Temperatur erwärmen. Einmal heiß, den Lachs mit der Haut nach unten reingeben. Für ca. 6 Minuten anbraten und dann wenden. Anbraten bis er fast flockig ist.

In der Zwischenzeit das restliche Öl in einer separaten Bratpfanne erhitzen. Einmal heiß, Knoblauch und sonnengetrocknete Tomaten zugeben. Anbraten bis sie wohlriechend sind; ca. 1-2 Minuten. Spinat zugeben und anbraten bis er welk ist. Auf den Lachs geben und servieren.

Nährwertangaben pro Portion:

Gesamte Kalorien: 597

Vitamine: Vitamin B6 0,9mg, Vitamin B12 9,6µg, Vitamin D 33µg, Vitamin K 84µg

Mineralien: Kalium 1944mg, Phosphor 1037mg, Selen 191µg, Niacin 31mg

Zucker: 5 g

22. Beeren- und Apfel-Salat mit Apfelwein-Dressing

Dieser knackige, erfrischende Salat ist ein perfektes, leichtes Gericht für einen Herbstabend. Ein Auswahl an Blattgemüse gibt diesem Salat Vitamin K, stärkt die Gehirnzellen und Nevern.

Zutaten:

- 1 EL Honig
- 60 ml Apfelsaft
- 3 EL Apfelessig
- 2 EL Olivenöl
- 75 g Römersalat
- 10 g Rucola
- 115 g Spinat
- 115 g Kohl
- 1 mittelgroßer Apfel Gala, dünn geschnitten
- 35 g Brombeeren
- 25 g Heidelbeeren

Zubereitung:

Honig, Saft, Essig und Öl in einen Mixer geben. Gut vermengen bis es gut verrührt ist und die Konsistenz eines

Salatdressings erreicht.

Restliche Zutaten mit 2-3 EL Dressing in einer großen Schüssel vermengen. Kurz umrühren. Auf Servierschüsseln verteilen. Mit dem restlichen Dressing servieren. Bei Bedarf mit Hühnchen oder Lachs ergänzen.

Nährwertangaben pro Portion:

Gesamte Kalorien: 234

Vitamine: Vitamin C 27mg, Vitamin K 149µg

Mineralien: Folat 49µg, Magnesium 26g

Zucker: 22 g

23.   Hühnchen- und Apfel-Spinat-Wrap

Sellerie in diesem Wrap oder jedem anderen Gericht ist eine kalorienarme Möglichkeit mit großem Gehirnnutzen. Während Sellerie den Geschmack eines jeden Rezepts nicht verändert, fördert er den Sauerstofffluss zum Gehirn und begünstigt gesunde Zellen und die allgemeine Gehirnfunktion.

Zutaten:

- 1 Hühnerbrust, geschnetzelt, ohne Haut und ohne Knochen
- 1 mittelgroßer Apfel, gewürfelt
- 2 Selleriestangen, gewürfelt
- 2 EL Zwiebeln, gehackt
- 3 EL griechischer Naturjoghurt
- 2 TL Honig
- 115 g Spinat
- 2 große Weizentortillas

Zubereitung:

Alle Zutaten außer Spinat und Tortilla vermischen.

Tortillas auf eine glatte Fläche legen. Den Spinat auf beide Tortillas verteilen und die Hühnchenmischung draufgeben. Die Seiten einschlagen und in Form eines Burritos zu rollen. Servieren.

Nährwertangaben pro Portion:

Gesamte Kalorien: 256

Vitamine: Vitamin B6 0,6mg, Vitamin K 44µg

Mineralien: Phosphor 260mg, Selen 28µg, Niacin 6mg

Zucker: 15 g

24. Gebratener Gelbflossen-Thunfisch mit Mango-Salsa und Avocado

Machen Sie eine Pause von Lachs und heben Sie das Vitamin B mit Gelbflossen-Thunfisch auf ein neues Level! Eine großartige Alternative zu Lachs, Gelbflossen-Thunfisch enthält genug Vitamin B um Ihnen extra Energie zu geben und verbessert die Konzentration.

Zutaten:

- 1 TL Cayennepfeffer
- ½ TL Knoblauchpulver
- ½ TL Zwiebelpulver
- ¼ TL koscheres Salz
- 1/2 TL schwarzer Pfeffer
- 1 TL Paprikapulver
- 1 TL Chilipulver
- 1 EL Olivenöl
- 2 (170 g) Gelbflossen-Thunfischfilets
- 1 große Tomate, gewürfelt
- 1 kleine rote Zwiebel, gewürfelt
- 35 g Mango, gewürfelt
- 1 EL Limettensaft
- 2 TL frischer Koriander, gehackt

- 1 EL Jalapeno, gehackt

Zubereitung:

Cayennepfeffer, Knoblauchpulver, Zwiebelpulver, Salz, Pfeffer, Paprika und Chilipulver vermischen. Thunfischfilets mit Olivenöl einpinseln und mit der Gewürzmischung würzen.

Bratpfanne bei mittlerer Hitze erwärmen, Thunfisch in die Pfanne geben und anbraten, bis die 1. Seite anfängt braun zu werden. Wenden und die 2. Seite anbraten, ca. 3 Minuten. Der Thunfisch sollte innen noch rosa sein.

Restliche Zutaten in einer mittelgroßen Schüssel vermengen. Für ca. 5 Minuten ruhen lassen. Auf den gekochten Thunfisch geben. Servieren.

Nährwertangaben pro Portion:

Gesamte Kalorien: 370

Vitamine: Vitamin B6 2,4mg, Vitamin B12 4,7µg

Mineralien: Phosphor 682mg, Selen 207µg, Niacin 43mg

Zucker: 7 g

25. Erdnuss-Hühnchen-Salat-Wraps

Als Hauptgericht oder als Vorspeise, dieses kohlehydratfreie Gericht is voll mit Vitamin K. Als ein wichtiger Anti-Aging-Bestandteil hält Vitamin K den Geist wach. Vitamin K versorgt und reguliert die Gehirnzellen mit Kalzium und erhält die Gehirnfunktion.

Zutaten:

- 450 g Hühnchen, gemahlen
- 1 EL Sesamöl
- 2 Knoblauchzehen, gehackt
- 1 gelbe Zwiebel, gewürfelt
- 2 EL cremige Erdnussbutter
- 1 EL Honig
- 2 EL Reisweinessig
- 2 EL Hoisin
- 1 Kopfsalat
- 25 g Karotten, gerieben
- 75 g Gurke, klein gewürfelt
- 90 g rote Paprika, klein gewürfelt
- 40 g Frühlingszwiebeln, geschnitten
- 3 EL frischer Koriander, gehackt

Zubereitung:

Hühnchen in einer Pfanne anbraten bis es nicht mehr rosa ist. Überschüssige Flüssigkeit abtropfen. Zur Seite stellen.

Sesamöl in einem kleinen Kochtopf erwärmen. Knoblauch und Zwiebeln zugeben. Anbraten bis der Knoblauch aromatisch ist und die Zwiebel weich sind. Erdnussbutter, Honig, Essig und Hoisin-Soße zugeben. Verquirlen bis es eine gleichmäßige Masse gibt. Zum Kochen bringen, Temperatur runter drehen und für 2 Minuten köcheln. Langsam das gekochte Hühnchen zugeben, bis das ganze Hühnchen bedeckt ist.

Die Blätter vorsichtig vom Kopfsalat entfernen. Auf jedes Blatt 2 EL Hühnchen geben und mit Karotten, Gurke, Paprika, Zwiebeln und Koriander garnieren. Servieren.

Nährwertangaben pro Portion:

Gesamte Kalorien: 299

Vitamine: Vitamin A 237µg, Vitamin B6 0,6mg, Vitamin C 31mg, Vitamin K 63µg

Mineralien: Riboflavin 0,3mg, Niacin 7mg

Zucker: 11 g

26. Gebratenes Steak mit gebackenen Tomaten und Spinat

Nur in Fleisch gefunden enthält dieses saftige Steakrezept Carnosin, ein wenig bekannter aber mächtiger Nährstoff. Carnosin entsteht aus zwei Aminosäuren und ist in Muskeln und Hirngewebe zu finden. Carnosin zu erhalten is wichtig um den degenerativen Prozess des Gehirns und vorzeitiges Altern zu verhinden.

Zutaten:

- 2 große Tomaten
- 2 EL Olivenöl, einzeln
- 2 Knoblauchzehen, gehackt und aufgeteilt
- ½ TL Kurkuma, gemahlen
- ½ TL Kreuzkümmel, gemahlen
- ½ TL Chilipulver
- 1 TL Paprikapulver
- ¼ TL schwarzer Pfeffer
- 2 (170 g) Lendensteaks
- ½ TL Salz
- 675 g Spinat

Zubereitung:

Den Ofen auf 400°F (200°C) vorheizen. Tomaten mit 1 EL Olivenöl und der Hälfte des Knoblauchs bedecken. Für ca. 15-20 Minuten backen oder bis sie weich sind.

Kurkuma, Kreuzkümmel, Chilipulver, Paprikapulver und schwarzen Pfeffer vermengen. Jede Seite des Steaks mit dem Gewürzmix bedecken.

1 EL Olivenöl in einer mittelgroßen Bratpfanne erwärmen. Steaks bei mittlerer Hitze anbraten bis sie medium sind. Etwas rosa in der Mitte oder eine interne Temperatur von 65°C.

Das Steak zum Ruhen aus der Pfanne nehmen. In die gleiche Pfanne, in der die Steaks angebraten wurden, Spinat und den restlichen Knoblauch geben. Bei mittlerer Hitze anbraten bis der Spinat welk ist. Mit Steak und gebackener Tomate servieren.

Nährwertangaben pro Portion:

Gesamte Kalorien: 346

Vitamine: Vitamin A 195µg, Vitamin B6 0,9mg, B12 1,6µg, Vitamin K 161µg

Mineralien: Phosphor 317mg, Selen 43µg, Zink 7mg

Zucker: 2 g

27. Lachsfrikadellen mit Pak Choi und Wasabi-Limetten-Aioli

Wasabi wird gerne übersehen und ist aber eine gute Möglichkeit einem Rezept Nährstoffe und das gewisse Extra zu verleihen! Wasabi enthält viele Vitamine und Mineralien und ist bekannt bei Entzündungen zu helfen.

Zutaten:

- 2 (170 g) Lachsfilet, gehackt
- 3 Eiweiß
- 2 TL Dill, getrocknet
- 2 Frühlingszwiebeln, gewürfelt
- 1 EL Zitronensaft
- 3 EL Panko Vollkornsemmelbrösel
- ½ TL koscheres Salz
- 2 EL Olivenöl, einzeln
- 1 EL Ingwer, geraspelt
- 2 Knoblauchzehen, gerieben und aufgeteilt
- 510 g Pak Choi (chinesischer Blätterkohl)
- 3 EL Mayonnaise
- 3 EL Limettensaft
- 1 TL Wasabi-Paste (bei Bedarf auch mehr)
- Wasser, nach Bedarf

Zubereitung:

Lachs, Ei, Dill, Frühlingszwiebeln, Zitronensaft, Panko und Salz vermengen. Gut verrühren und zu Bratlingen formen.

Die Hälfte des Olivenöls in einer mittelgroßen Bratpfanne erwärmen. Die Lachsbratlinge bei mittlerer Hitze anbraten bis sie braun sind. Wenden und weiter anbraten bis sie ganz durch sind.

In der Zwischenzeit das restliche Öl erwärmen. Die Hälfte des Knoblauchs und Ingwer bei mittlerer Hitze zugeben. Braten bis der Knoblauch anfängt braun zu werden. Pak Choi zugeben und anbraten bis er welk wird.

Mayonnaise, Limettensaft, Wasabi-Paste und restlichen Knoblauch in eine kleine Schüssel geben. Gut verrühren. Wenn nötig, Wasser zugeben, damit das Aioli die Konsistenz eines Salatdressings hat.

Lachsfrikadellen auf dem Pak Choi servieren. Mit dem Wasabi-Limetten-Aioli beträufeln.

Nährwertangaben pro Portion:

Gesamte Kalorien: 626

Vitamine: Vitamin A 346µg, Vitamin B6 1,3mg, Vitamin B12 8,3µg, Vitamin C 70mg, Vitamin D 19µg, Vitamin K

122µg

Mineralien: Phosphor 557µg, Selen 67µg, Niacin 16mg

Zucker: 5 g

28. Weiße Bohnen-Hühnchersuppe im Schongarer

Cannellini-Bohnen sind eine großartige Alternative zu schwarzen oder Kidneybohnen und sind genauso förderlich. Diese Bohnen haben ein leichtes, buttriges Aroma und Beschaffenheit und sind sehr vielseitig in leichten Suppen, Chilis und Eintöpfen. Diese kleine Bohne verbessert die kognitive Fähikgeit und entgiftet.

Zutaten:

- 1 TL frischer Salbei, gehackt
- 1 TL frischer Rosmarin, gehackt
- 450 g Hühnerbrust, ohne Knochen, ohne Haut, in 2,5 cm große Stücke geschnitten
- 1 kleine Zwiebel, gewürfelt
- 2 mittelgroße Karotten, geschält und gewürfelt
- 2 große Selleriestangen, gewürfelt
- 2 große Tomaten, gewürfelt
- 3 EL Tomatenmark
- 720 ml Hühnerbrühe
- 240 ml Wasser
- 150 g Cannellini-Bohnen
- 200 g Kohl, gehackt

Zubereitung:

Alle Zutaten außer den Kohl in einen Schongarer geben. Für 8 Stunden bei niedriger Hitze kochen oder für 4 Stunden bei hoher Temperatur. Vor dem Servieren Kohl unterrühren und so lange kochen, bis er welk ist. Auf Servierschüsseln verteilen.

Nährwertangaben pro Portion:

Gesamte Kalorien: 313

Vitamine: Vitamin A 210µg, Vitamin B6 0,8mg, Vitamin C 65mg, Vitamin K 254µg

Mineralien: Phosphor 373mg, Selen 25µg, Niacin 13mg

Zucker: 4 g

29.   Avocado gefüllt mit Garnelen

Garnelen und Avocado sind ein großartiges Paar, nicht nur bei Rezepten sondern schaffen eine Ausgewogenheit an wichtigen Vitaminen und Mineralien. Beide enthalten gesunde Fette und Cholesterin zur Verbesserung der Gehirnfunktion, des Blutflusses und der gesunden Gehirnzellen und Nerven. All das verhindert die kognitive Degeneration.

Zutaten:

- 2 Avocados
- 650 g Garnelen, gekocht und gewürfelt
- 1 Selleriestange, gewürfelt
- 2 EL Zwiebeln, gehackt
- 2 TL Dill, getrocknet
- 60 g griechischer Naturjoghurt
- 1 EL Mayonnaise
- 1 TL Zitronensaft

Zubereitung:

Avocados halbieren, Kern entfernen und etwas aus der Mitte herauslöffeln um ein Schiffchen zu machen. Die herausgelöffelte Avocado in eine mittelgroße Rührschüssel geben. Die Haut kann dran bleiben.

Die Avocado zerdrücken. Die restlichen Zutaten mit der zerdrückten Avocado vermengen. In die Avocado-Schiffchen geben. Servieren.

Nährwertangaben pro Portion:

Gesamte Kalorien: 423

Vitamine: Vitamin B6 0,7mg, Vitamin B12 1,4µg, Vitamin K 57µg

Mineralien: Phosphor 428mg, Selen 56µg

Zucker: 3 g

30.   Warmer Kichererbsensalat

Die Kichererbse wird normalerweise für Hummus verwendet, ist aber eine sehr vielseitige Bohne. Diesem warmen Salat verleiht die Kichererbse Proteine während es das Gedächtnis fördert. Dieser Salat ist eine großartige Mahlzeit um die Schlafqualität zu verbessern, was das Gehirn täglich benötigt, um sich zu regenieren.

Zutaten:

- 1 EL Olivenöl
- 1 kleine rote Zwiebel, gewürfelt
- 1 kleine rote Paprika, gewürfelt
- 2 Knoblauchzehen, gehackt
- 1 mittelgroße Tomate, gewürfelt
- 330 g Kichererbsen
- 450 g Spinat
- 2 EL frischer Basilikum, gehackt
- 50 g Parmesan, gerieben
- 1 EL Zitronensaft

Zubereitung:

Olivenöl in einer Bratpfanne bei mittlerer Temperatur erwärmen. Wenn es heiß ist, Zwiebeln, Paprika und Knoblauch zugeben. Anbraten bis die Zwiebeln weich sind. Tomaten, Spinat und Kichererbsen zugeben. Anbraten bis der Spinat welk ist und die Kichererbsen heiß sind. Basilikum und Parmesan unterrühren und kochen bis der Käse geschmolzen ist. Auf eine Servierplatte geben, mit Zitronensaft beträufeln und servieren.

Nährwertangaben pro Portion:

Gesamte Kalorien: 316

Vitamine: Vitamin K 115µg

Mineralien: Phosphor 293mg, Folat 159µg

Zucker: 8 g

31. Gefüllte Paprika mit Taco

Eine großartige Low Carb-Alternative zu einem traditionellen Taco! Eine Mischung aus schwarzen Bohnen und braunem Reis ergeben zusammen nicht nur ein perfektes Protein, sondern macht diese kleine Paprika zu einem sättigenden Essen.

Zutaten:

- 2 große rote Paprika
- 1 EL Olivenöl, einzeln
- 1 Knoblauchzehe, gehackt
- 1 kleine Zwiebel, gewürfelt
- 170 g schwarze Bohnen, gekocht
- 250 g brauner Reis, gekocht
- 450 g Salsa, bevorzugt selbstgemacht
- 15 g frischer Koriander, gehackt
- 25 g Cheddar, gerieben

Zubereitung:

Den Ofen auf 375°F (190°C) vorheizen.

Schneiden Sie den Deckel der Paprika ab, vorsichtig die Kerne die weißen Lamellen entfernen um eine Schüssel zu machen. Backblech mit Kochspray einsprühen und die Paprika draufgeben.

Olivenöl in einer Sauteuse bei mittlerer Temperatur erwärmen und Zwiebeln und Knoblauch zugeben. Bohnen, Reis und Salsa unterrühren. Kochen bis es heiß ist.

Die Masse in die Paprika geben und mit Käse garnieren. Für 20 - 25 Minuten backen, bis die Paprika weich sind und die Füllung heiß ist.

Nährwertangaben pro Portion:

Gesamte Kalorien: 536

Vitamine: Vitamin A 325µg, Vitamin B6 1,1mg, Vitamin C 261mg, Vitamin E 8mg, Vitamin K 44µg

Mineralien: Magnesium 138mg, Phosphor 387mg, Folat 180µg, Thiamin 0,5 g

Zucker: 15 g

32. Würzige Fleischbällchen mit Tomate und braunem Reis

Jeder liebt gute Fleischbällchen. Wagen Sie sich weg von der Norm mit diesen würzigen Fleischbällchen. Diese Fleischbällchen enthalten Kurkuma, ein wenig bekanntes Gewürz, das ein mächtiges entzündungshemmendes Mittel ist. Außerdem ist Kurkuma ein starkes Antioxidant und hat gezeigt, dass es die Regeneration von Zellen im Hirnstamm verbessert.

Zutaten:

- 90 g Panko Vollkornsemmelbrösel
- 450 g extra fettarmes Rinderhack
- 2 Eiweiß
- 1 kleine Zwiebel, gewürfelt und aufgeteilt
- 4 Knoblauchzehen, gehackt und aufgeteilt
- 1 TL Kurkuma
- 2 TL Paprikapulver
- ¼ TL Cayennepfeffer
- ½ TL Kreuzkümmel, gemahlen
- 2 EL frischer Petersilie, gehackt
- 2 EL frischer Koriander, gehackt
- 1 EL Olivenöl

- 500 g brauner Reis, gekocht
- 1 (400 g) Dose gewürfelte Tomaten

Zubereitung:

Den Ofen auf 400°F (200°C) vorheizen. Backblech mit Kochspray einsprühen. Panko, Rinderhack, Eiweiß, die Hälfte der Zwiebel, die Hälfte vom Knoblauch, Kurkuma, Paprikapulver, Cayennepfeffer, Kreuzkümmel, Petersilie und Koriander in einer großen Schüssel vermengen. Gut verrühren und in 2,5 cm große Kugeln rollen. Auf das Backblech geben und für 15-20 Minuten backen.

Olivenöl in einer Bratpfanne bei mittlerer Temperatur erwärmen. Restliche Zwiebeln und Knoblauch zugeben und anbraten bis die Zwiebeln weich sind. Reis und Tomaten zugeben. Kochen bis sie heiß sind. Fleischbällchen auf dem Reis servieren.

Nährwertangaben pro Portion:

Gesamte Kalorien: 551

Vitamine: Vitamin A 81µg, Vitamin B6 0.9mg, Vitamin B12 3.3µg, Vitamin C 24mg, Vitamin K 56µg

Mineralien: Phosphor 442mg, Selen 49µg, Zink 8mg, Riboflavin 1,6mg, Niacin 12mg

Zucker: 8 g

33. Kräuter-Garnelen mit Couscous

Garnelen sind in der Regel gedacht als Quelle für gesundes Fett und Cholesterin. Aber die Garnele ist eines der besten abgerundeten Lebensmittel. Außerdem sind die Garnelen reich an Antioxidantien und Mineralien. Deshalb reicht eine kleine Menge an Garnelen für die Gehirn- und Körpergesundheit.

Zutaten:

- 2 EL Olivenöl
- 1 rote Paprika, gewürfelt
- 225 g Spargel, in 2,5 cm große Stücke geschnitten
- 1 kleine Zwiebel, gewürfelt und aufgeteilt
- 4 Knoblauchzehen, gehackt und aufgeteilt
- 450 g rohe Garnelen, geschält und entdarmt
- 2 EL Zitronensaft
- 1 EL frischer Basilikum, gehackt
- 2 TL frischer Oregano, gehackt
- 2 TL frischer Rosmarin, gehackt
- 310 g Couscous, gekocht

Zubereitung:

Die Hälfte des Olivenöls in einer Bratpfanne bei mittlerer Temperatur erwärmen. Rote Paprika, Spargel, die Hälfte der Zwiebel, und die Hälfte vom Knoblauch zugeben. Das Gemüse kochen bis es weich wird. Garnelen zugeben und kochen bis die Garnelen rosa und fest werden. Zitronensaft, Basilikum, Oregano und Rosmarin unterrühren.

Das restliche Öl in einer separaten Bratpfanne erhitzen. Restliche Zwiebeln und Knoblauch zugeben. Kochen bis sie weich sind. Couscous zugeben und gut verrühren. Kochen bis es heiß ist. Garnelen auf dem Couscous servieren.

Nährwertangaben pro Portion:

Gesamte Kalorien: 749

Vitamine: Vitamin B6 1,8mg, Vitamin B12 2,2µg, Vitamin C 89mg, Vitamin E 9mg, Vitamin K 71µg

Mineralien: Magnesium 97mg, Phosphor 535mg, Selen 141µg, Zink 4mg

Zucker: 6 g

34. Gerösteter Rübensalat mit Orangen und Walnüsse

Süßer Honig und Orangenzitrus machen diesen Rübensalat einen wunderbaren, natürlichen Salat. Rüben enthalten einen hohen Nitratgehalt, der die Blutgefäße weitet und einen erhöhten Blutfluss zum Gehirn erlaubt. Ein gesunder Blutfluss erlaubt eine bessere Konzentrat und eine höhere Gedächtnisleistung.

Zutaten:

- 2 rote Rüben, geschält und grob gewürfelt
- 2 gelbe Rüben, geschält und grob gewürfelt
- 2 EL Olivenöl
- 1 EL frischer Rosmarin, gehackt
- 1 EL Orangenschale
- 675 g Spinat
- 1 große Orange, geschält und in Spalten geschnitten
- 30 g Walnüsse
- 55 g weicher Ziegenkäse, gerieben
- 2 EL Honig
- 2 EL Balsamico-Essig

Zubereitung:

Den Ofen auf 450°F (230°C) vorheizen.

Beide Rüben mit Olivenöl, Rosmarin und Orangenschale vermengen. Für 20-25 Minuten backen, alle 10 Minuten rühren. Backen bis sie weich sind. Aus dem Ofen nehmen und abkühlen lassen.

Gekochte Rüben, Spinat, Orangen, Walnüsse und Käse in einer großen Schüssel vermischen. Auf Servierschüsseln verteilen. Mit Honig und Essig beträufeln und servieren.

Nährwertangaben pro Portion:

Gesamte Kalorien: 473

Vitamine: Vitamin A 292µg, Vitamin C 56mg, Vitamin K 238µg

Mineralien: Magnesium 114mg, Phosphor 232mg

Zucker: 38 g

35. Balsamico-Gemüsewrap

Balsamico-Essig gibt diesem Gemüsewrap das fehlende etwas für ein wunderbar leichtes und schnelles Essen. Voll mit einigen verschiedenen Gemüse enthält dieser Wrap eine Vielzahl an Vitaminen und Mineralien, die die tägliche Gehirnfunktion unterstützen. Sie halten das Gehirn aufmerksam und dynamisch.

Zutaten:

- 1 EL Olivenöl
- 1 kleine Zucchini, in dünne Streifen geschnitten
- 1 rote Paprika, in dünne Streifen geschnitten
- 1 kleine Zwiebel, in dünne Streifen geschnitten
- 20 g Champignons, gewürfelt
- 115 g Spinat
- 2 Knoblauchzehen, gehackt
- 2 EL Honig
- 60 ml Balsamico-Essig
- 2 große Weizentortillas

Zubereitung:

Olivenöl in einer mittelgroßen Bratpfanne bei mittlerer Temperatur erwärmen. Wenn sie heiß ist, alle Zutaten außer Honig, Essig und Tortillas zugeben. Anbraten bis das Gemüse weich ist.

Honig und Essig in einem kleinen Kochtopf erwärmen. Bei mittlerer Hitze kochen, zum Kochen bringen und köcheln bis es leicht angedickt ist. Ständig rühren.

Tortillas auf eine glatte Fläche legen. Das gekochte Gemüse auf den Tortillas verteilen und die Essig- und Honigsoße drüberträufeln. Die Seiten einschlagen und zu einem Burrito rollen. Servieren.

Nährwertangaben pro Portion:

Gesamte Kalorien: 522

Vitamine: Vitamin A 284µg, Vitamin B6 0,6mg, Vitamin C 99mg, Vitamin K 190µg

Mineralien: Magnesium 1047mg, Phosphor 283mg

Zucker: 44 g

36.   Mediterrane Garnelen mit Pasta

Dieses Garnelen-Nudeln-Gericht ist ein frisches Gericht voller Geschmack und ein Ausflug in die beliebte mediterrane Ernährung. Beliebte mediterrane Gewürze wie Knoblauch und Kapern bieten extra Nährstoffe um die kognitive Funtion zu verbessern und verringert den Rückgang der Gehirnaktivität.

Zutaten:

- 1 EL Olivenöl
- 225 g rohe Garnelen, geschält und entdarmt
- 2 Knoblauchzehen, gehackt
- 1 kleine Zwiebel, gewürfelt
- 40 g Zucchini, gewürfelt
- 65 g Auberginen, gewürfelt
- 45 g Kapern, abgetropft und getrocknet
- 120 g Spinat
- 100 g Tomaten, gewürfelt
- 800 g Vollkorn-Pasta, gekocht
- 25 g Parmesan, gerieben

Zubereitung:

Olivenöl in einer Bratpfanne bei mittlerer Temperatur erwärmen. Garnelen, Knoblauch, Zwiebel, Zucchini und Auberginen zugeben. Anbraten bis die Garnelen anfangen fest zu werden und das Gemüse weich ist. Kapern, Spinat und Tomaten zugeben. Anbraten bis der Spinat welk ist und die Tomaten heiß sind. Pasta zugeben und weiter köcheln bis die Pasta heiß ist. Mit Parmesan garnieren.

Nährwertangaben pro Portion:

Gesamte Kalorien: 517

Vitamine: Vitamin A 184 µg, Vitamin B6 0,5mg, Vitamin B12 1,6µg, Vitamin K 88µg

Mineralien: Kalzium 360mg, Magnesium 132mg, Phosphor 598mg, Selen 97µg, Zink 4mg

Zucker: 5 g

37. Paprika-Hühnchen mit Bohnen und Quinoa

Dieses abgerundete Hühnchenhauptgericht ist eine großartige Eisenquelle. Eisen ist direkt mit der Gehirngesundheit und den Funktionen verbunden. Eisen unterstützt nicht nur den korrekten Blutfluss, sondern schafft neutrale Bahnen um den kognitiven Rückgang zu verhindern.

Zutaten:

- 1 EL Olivenöl
- 2 Hühnerbrüste, ohne Haut und ohne Knochen, gewürfelt
- 2 EL Paprikapulver
- 2 Knoblauchzehen, gehackt
- 300 g frische grüne Bohnen, geschnitten
- 75 g Limabohnen
- 75 g Cashewnüsse
- 85 g Quinoa, gekocht

Zubereitung:

Olivenöl in einer Bratpfanne bei mittlerer Hitze erwärmen. Hühnchen zugeben und anbraten bis es nicht mehr rosa ist. Paprikapulver, Knoblauch und grüne Bohnen zugeben. Weiterkochen bis die Bohneen weich werden. Limabohnen und Cashewnüsse unterrühren. Mit dem gekochten Quinoa servieren.

Nährwertangaben pro Portion:

Gesamte Kalorien: 714

Vitamine: Vitamin A 199µg, Vitamin B6 1,1mg, Vitamin B12 1µg, Vitamin K 63µg

Mineralien: Eisen 8mg, Magnesium 247mg, Phosphor 803mg, Selen 77mg, Zink 6mg

Zucker: 7 g

38. Spinat und Pesto-Fettuccini mit sonnengetrockenten Tomaten

Sonnengetrocknete Tomaten werden nur selten verwendet und enthalten einen höheren Wert an Vitamin C und A als rohe Tomaten. Beide Vitamine, A und C, schützen die Gehirnzellen for dem Schaden der freien Radikale und sind eine ausgezeichnete Möglichkeit um die allgemeine Gehirngesundheit zu verbessern.

Zutaten:

- 1 EL Olivenöl
- 2 Knoblauchzehen, gehackt
- 50 g sonnengetrockente Tomaten
- 450 g Spinat
- 225 g Vollkorn-Fettuccini, gekocht
- 2 EL Basilikumpesto
- 25 g Parmesan, gerieben

Zubereitung:

Olivenöl bei mittlerer Temperatur erwärmen. Knoblauch und sonnengetrockente Tomaten zugeben. Anbraten bis sie wohlriechend sind, Spinat zugeben und anbraten bis er welk ist. Fettuccini und Pesto zugeben. Vermengen, dass alles mit Pesto bedeckt ist und kochen bis es heiß ist. Auf Teller aufteilen und mit Parmesan garnieren.

Nährwertangaben pro Portion:

Gesamte Kalorien: 464

Vitamine: Vitamin A 187µg, Vitamin C 21mg, Vitamin K 178 µg

Mineralien: Magnesium 139mg, Phosphor 365mg, Selen 47µg, Zink 3mg

Zucker: 12 g

39.   Gebratener Heilbutt mit Rotkohl

Die Kombination von Heilbutt und Kohl in diesem knackigen Hauptgericht schafft eine super Macht an Gehirnsteigernden Vitaminen und Mineralien. Rotkohl ist eine kraftvolle Antiaging-Quelle, während der Heilbutt voller OMEGA3 und B-Vitaminen ist, um dem Gehirn extra Energie zu geben.

Zutaten:

- 2 EL Olivenöl, einzeln
- 1 TL Kurkuma, gemahlen
- ½ TL Kreuzkümmel, gemahlen
- ½ TL Salz
- ½ TL Cayennepfeffer
- 2 (170 g) Heilbuttfilets
- 1 Fenchelknolle, geschnitten
- 1 kleine rote Zwiebel, dünn geschnitten
- 200 g Rotkohl, gerieben
- 3 EL Pinienkerne
- 1 große Orange, geschält und in Spalten geschnitten

Zubereitung:

Die Hälfte des Olivenöls in einer Bratpfanne bei mittlerer Temperatur erwärmen. Kurkuma, Kreuzkümmel, Salz und Cayennepfeffer vermengen. Den Heilbutt mit der Gewürzmischung würzen und in das heiße Olivenöl geben. Wenn er braun ist, wenden und auf der zweiten Seite anbraten bis er flockig und durch ist. Den Fisch aus der Pfanne nehmen und zur Seite legen.

In die gleiche Pfanne, bei Bedarf, das restliche Olivenöl geben. Fenchel, Zwiebel und Kohl zugeben. Etwas ankochen bis das Gemüse das knackige verlieren. Pinienkerne und Orangen zugeben. Auf einen Teller geben und den Heilbutt drauflegen.

Nährwertangaben pro Portion:

Gesamte Kalorien: 491

Vitamine: Vitamin A 144µg, Vitamin B6 0,6mg, Vitamin B12 3,1µg, Vitamin C 68mg, Vitamin D 8µg, Vitamin E 6mg, Vitamin K 123µg

Mineralien: Magnesium 127mg, Phosphor 900mg, Selen 78µg, Cholin 228mg

Zucker: 10 g

40. Hühnchen, Oliven und Tomaten mit Spinat-Kräuter-Orzo

Die Kombination von Oliven, Tomaten und Spinat in diesem Hauptgericht ergibt ein Krafthaus an entzündungshemmenden Mitteln. Jede dieser Zutaten sollte auf regulärer Basis gegessen werden, da es den Blutfluss verbessert und den Gehirnzellen mit dem notwendigen Sauerstoff versorgt.

Zutaten:

- 1 EL Olivenöl
- 1 EL Zitronensaft
- 1 EL getrockneter Oregano
- 1 Knoblauchzehe, gehackt
- 2 Hühnerbrüste, ohne Haut und ohne Knochen
- 1 Tomate, gewürfelt
- 30 g schwarze Oliven
- 140 g Orzo, gekocht
- 115 g Spinat
- 1 TL frischer Basilikum, gehackt
- 1 TL frischer Rosmarin, gehackt

Zubereitung:

Öl, Zitronensaft, Oregano und Knoblauch zugeben. Über das Hühnchen geben. Für 30 Minuten abkühlen lassen.

Hühnchen in eine Bratpfanne bei mittlerer Temperatur geben. Die erste Seite anbraten bis es braun wird, dann wenden. Während die zweite Seite anbrät, Tomaten und Oliven zugeben. Vorsichtig umrühren ohne das Hühnchen zu wenden. Wenn das Hühnchen durch ist, vom Herd nehmen.

Orzo, Spinat, Basilikum und Rosmarin in eine zweite Pfanne geben. Anbraten bis der Spinat welk ist und die Orzo heiß sind. Auf einen Teller geben. Hühnchen, Tomaten und Oliven draufgeben.

Nährwertangaben pro Portion:

Gesamte Kalorien: 675

Vitamine: Vitamin B6 1,4mg, Vitamin K 70µg

Mineralien: Phosphor 569mg, Selen 97µg, Zink 3mg, Thiamin 0,6mg, Riboflavin 0,5mg, Niacin 30mg, Cholin 189mg

Zucker: 3 g

41. Warmer Kohl-Salat mit Zitronen-Vinaigrette

Kohl mit Zitrone zusammen zu bringen ergibt eine kraftvolle Nahrungsmittel-Kombination. Die Zitrone gleicht nicht nur den gewagten Geschmack des Kohls aus, es verbindet Eisen mit Vitamin C. Dies verbessert die Aufnahme von Eisen und Vitamin C und erlaubt dem Körper den vollen Nutzen beider Nahrungsergänzungsmittel zu erhalten.

Zutaten:

- 1 EL Olivenöl
- 75 g Zucchini, gewürfelt
- 125 g Auberginen, gewürfelt
- 100 g Tomaten, gewürfelt
- 420 g Kohl, gehackt
- 120 g Spinat, gehackt
- 30 g Walnüsse, gehackt
- 1 EL Honig
- 2 EL Zitronensaft

Zubereitung:

Olivenöl in einer Bratpfanne erwärmen. Zucchini, Auberginen und Tomaten bei mittlerer Hitze zugeben. Kochen bis sie weich sind.

Kohl und Spinat zusammengeben und auf 2 Servierschüssel verteilen. Zucchini-Mix und Walnüsse draufgeben.

Honig und Zitronensaft in einer kleinen Schüssel verquirlen. Über den Salat träufeln und servieren.

Nährwertangaben pro Portion:

Gesamte Kalorien: 521

Vitamine: Vitamin A 340µg, Vitamin B6 1mg, Vitamin C 78mg, Vitamin K 431µg

Mineralien: Magnesium 116mg, Phosphor 404mg, Selen 50µg

Zucker: 8 g

WEITERE TITEL DIESES AUTORS

70 Effektive Rezepte um Übergewicht zu Vermeiden und Gewicht zu Verlieren: Fett schnell verbrennen durch die Verwendung von richtiger Diät und kluger Ernährung

von

Joe Correa CSN

48 Rezepte zur Verminderung von Akne: Der schnelle und natürliche Weg zum Beheben Ihres Akne-Problems in weniger als 10 Tagen!

von

Joe Correa CSN

41 Rezepte zur Vorbeugung von Alzheimer: Verringern oder Beseitigung des Alzheimer Zustandes in 30 Tagen oder weniger!

von

Joe Correa CSN

70 wirksame Rezepte bei Brustkrebs: Vorbeugen und bekämpfen von Brustkrebs mit kluger Ernährung und kraftvollen Lebensmitteln

von

Joe Correa CSN

www.ingramcontent.com/pod-product-compliance
Lightning Source LLC
Chambersburg PA
CBHW030259030426
42336CB00009B/445